ÉTABLISSEMENT THERMAL

DE

VALS

(ARDÈCHE

DE

QUELQUES NOUVELLES SOURCES,

EAU CONCENTRÉE DE LA DOMINIQUE,

SELS NATURELS ET PASTILLES,

PAR

LE Dr TOURRETTE,

Médecin consultant à Vals, Auteur du *Guide pratique*, de
Quelques mots sur Vals et ses environs, Propriétaire
et Rédacteur en chef du Journal : *De l'avenir des
Eaux de Vals*, etc , etc.

PRIX : 25 CENT.

AUBENAS

IMPRIMERIE DE LÉOPOLD ESCUDIER

1861

Honoré Confrère,

Depuis quatorze ans, je ne cesse de proclamer hautement la supériorité des eaux de Vals sur celles de Vichy au double point de vue de leur composition chimique et de leurs propriétés thérapeutiques.

Cette affirmation persistante n'est pas une assertion vague, hasardée et, comme on le dit, *à effet* : c'est le résultat pratique de longues et consciencieuses études.

Deux fois l'année dernière, dans mon journal, — DE L'AVENIR DES EAUX DE VALS — j'ai courtoisement invité mes honorables et savants confrères de Vichy, à vider définitivement cette question de *suprématie*.

J'ai le regret de vous annoncer que cette double invitation n'a pas été entendue.

Cependant, convaincu que la vérité est toute puissante et que si l'on peut quelquefois l'arrêter dans son essort, elle finit toujours par triompher, je poursuivrai mon œuvre sans préoccupations ambitieuses, comme sans arrière-pensée.

Que m'importe un silence obstiné plus ou moins dédaigneux ! Que m'importent les railleries, les clameurs, les injustices ! Que m'importent même les mauvais procédés de ceux qui devraient n'en avoir que de bons ! A l'orage qui gronde sans cesse sur ma tête blanchie par l'âge et par de rudes travaux, je n'opposerai désormais que le calme, la dignité, la résignation, le courage et la confiance en *l'avenir*.

Honorez moi de la vôtre, cher confère, et restez convaincu que je ferai tout pour la mériter.

Dr TOURRETTE.

P. S. — Soyez assez bon pour remettre aux malades que vous voudrez bien confier à ma vieille expérience, mon adresse ou mieux une petite lettre de recommandation. Cette lettre de recommandation protège l'étranger, honore le médecin à qui elle est adressée, défie l'intrigue et moralise l'art.

VALS

Altitude : 240 mètres.

Vals est une toute petite ville, chef-lieu d'une commune industrielle et agricole, qui compte plus de trois mille habitants. Il est bâti à l'entrée d'une vallée délicieuse, dont les côteaux, capricieusement disposés en amphithéâtre, offrent toutes les splendides beautés d'une végétation méridionale, aussi riche que variée. Il est formé d'une rue principale à laquelle viennent aboutir plusieurs ruelles étroites et pentueuses que dominent les ruines, encore imposantes, d'un formidable château féodal rasé, en 1621, par le duc Henri de Montmorency, après un siége de vingt jours.

Notre gracieuse petite ville est traversée, du midi au nord, par une magnifique route départementale, et du nord au midi, par la Volane, rivière torrentueuse dont les eaux, bruyantes et rapides, servent de moteur, puissant et économique, à de nombreuses et riches usines.

La commune de Vals offre, dans son vaste périmètre, une variété de sites d'une grâce, d'une fraîcheur, d'une beauté dont les Pyrénées, les Alpes, la Savoie, la Suisse même seraient jalouses. En effet, quel immense et magnifique tableau ! Que de rêveries pour un poète ! Que d'études pour un savant ! Que de richesses pour un artiste ! Moi, qui ne suis ni artiste, ni savant, ni poète, je laisserai à chacun le soin de commenter cette sublime page. L'esprit doit se taire quand le cœur s'abandonne, et la description la plus pompeuse, ne servirait qu'a glacer l'enthousiasme de celui qui cherche un bonheur dans l'aspect imprévu d'un site ravissant.

Pour l'amateur de promenades plus étendues, pour l'esprit cultivé, qui se complaît dans les souvenirs historiques, les ruines des châteaux de Ventadour, de Boulogne, de Pourcheyrolles, de la Bastide, d'Aubenas, offrent un vaste champ de curieuses études. On trouve dans leurs débris toutes les phases de la civilisation.

Celui qui n'a pas de goût pour ces beautés, et qui préfère les plaisirs artificiels et énervants du *grand monde*, ne doit pas venir à Vals, à moins d'une nécessité absolue; s'il y vient, il y trouvera l'occasion de modifier ses goûts, en même temps qu'il rétablira sa santé : Ce sera double bénéfice.

Ici, en effet, on vit en famille, en dehors du fracas du monde, affranchi de toute gêne et de toute étiquette. L'air vivifiant et pur qu'on respire dans notre vallée, la douceur du climat, le confortable des hôtels, le régime sain et nourrissant, la vie agréable et paisible, forment, avec les nombreuses ressources du traitement hydrothérapique, un ensemble de moyens d'une grande puissance curative dans une foule de maladies chroniques.

Chacun peut trouver ici à se loger conformément à sa fortune et à ses goûts. A côté des trois hôtels : de l'*Europe*, du *Louvre*, du *Parc*, où se réunit la société la plus riche, la plus élégante et la mieux choisie, s'élèvent encore les hôtels des *Voyageurs*, du *Commerce*, du *Jardin des Fleurs*, ceux de la veuve BURZET, PEYROUSE, DUPLAND, BLACHÈRE, MIRECOURT dit CHEVALIER, RÉGIS, LACROTTE, etc.

On trouve également des maisons garnies où l'on peut à son gré établir son ménage et où l'on a à sa disposition tous les ustensiles nécessaires. Parmi ces maisons, on distingue celles de MM^{mes} veuves DUMAS, MARTIN, ROBERT, MOULINES, CHADBYSSON, LA-

GARDE; de MM. FILLIAT, DELUBAC, DUPLAND, RÉGIS, MARTIN, cafetier, MARTIN, loueur de voitures, LANTY, Louis, LANTY, boucher, MEYRAN, RIBEY-RENC, BORIE, CRISTOPHLE, JULIEN, VENISSAC, MÉJEAN, etc.

Vient ensuite la foule des logeurs en chambres garnies où les grands hôtels versent leur trop plein. De manière que cinq à six cents personnes peuvent facilement trouver des logements dans notre localité.

Mais, dans quelque hôtel, dans quelque maison qu'on s'établisse, on peut être certain de rencontrer une propreté recherchée, une politesse exquise et les soins les plus empressés.

De la saison des eaux.

Aujourd'hui, la saison des eaux, à cause de notre climat privilégié, commencera le 1er mai pour finir le 1er octobre. C'est du 10 juillet au 31 août qu'on trouve ici le plus de monde.

De cette habitude, il résulte un encombrement qui peut plaire à ceux qui aiment la cohue, le bruit, mais qui évidemment est nuisible au calme, toujours si nécessaire aux véritables malades.

Les mois de mai, de juin et de septembre, sont ceux qui me paraissent les plus favorables pour prendre nos eaux. Pendant ces trois mois, les malades éviteraient les embarras inséparables d'un concours trop nombreux : ils trouveraient plus facilement une heure plus convenable pour prendre leur bain, un logement plus confortable, des soins plus assidus, etc.

J'engage donc nos honorables confrères à nous envoyer leurs clients dans le cours de ces trois mois, convaincu que je suis que ni les uns, ni les autres n'auront à se repentir d'avoir donné ou suivi ce sage conseil.

De l'intervention médicale.

Nous nous permettons de faire observer à tous nos honorables confrères, que, eu égard aux nombreuses difficultés d'application, ils doivent, autant que possible, laisser au médecin des eaux le soin de diriger le traitement thermal des malades qu'ils leur adressent.

« Il arrive, *très souvent*, que les médecins, abusés par la réputation de spécificité qu'on accorde aux différentes sources, et dont ils n'ont pu apprécier, par eux-mêmes, la valeur limitée, leur indiquent la source où ils doivent boire. Parmi les grands maîtres dans notre art, plusieurs n'agissent pas autrement.

Qu'ils nous permettent de leur dire, avec tout le respect que nous avons pour eux, et dans la sincérité de notre amour pour la science, que quelquefois ils se trompent. De là résulte pour le médecin des eaux une position embarrassée, du découragement et un manque de confiance qui peuvent, à la fois, réagir sur les suites du traitement et se changer en accusations injustes. » (DAUMAS.)

En effet, comment le médecin ordinaire pourrait-il diriger un traitement thermal, quand, tous les jours, le médecin des eaux se trouve obligé de transiger avec les indications les plus claires, et de remplacer l'eau d'une source par celle d'une autre, et cela parce qu'il est continuellement en présence de l'*individualité*. Il faut sans doute tenir compte de l'indication; mais, il faut aussi prendre en haute considération l'état du malade, sa susceptibilité particulière, en un mot, son *idiosyncrasie* : là est la pierre d'achoppement.

Nos confrères ne doivent aussi jamais oublier que la médication thermale n'a qu'une seule chance pour guérir, « c'est quand il y a altération des fonctions seulement, ou modification vicieuse de s'accomplir.

A elle de rétablir le calme et la régularité dans l'organisme bouleversé. Voilà sa tache ; mais là se borne sa puissance ; elle répare, ordonne, mais ne refait point : le pouvoir créateur est hors de son domaine ; elle demeure toujours impuissante, quand une atteinte plus grave a vicié, non plus seulement le mécanisme régulier de la vie, mais encore altéré dans sa substance, quelqu'un des grands organes qui l'accomplissent. » (BERTRAND.)

Il est d'observation que les eaux sont un moyen puissant et énergique qui, dans certains états pathologiques, a besoin d'être manié par des mains habiles et expérimentées. Les médecins et les malades ne doivent jamais l'oublier. Cette réflexion appellera sur les lèvres de quelques confrères et d'un grand nombre de buveurs un sourire moqueur : Sourire qu'on pourrait traduire par ce dicton bien connu : *Vous êtes orfèvre, M. Josse ?* qu'il me soit permis de le dire, ce conseil est tout dans l'intérêt des malades.

De la durée de la cure.

L'usage a consacré le chiffre de vingt-et-un jours pour la durée d'un traitement ordinaire ; probablement parce que l'expérience et l'observation ont prouvé que ce laps de temps suffisait, dans le plus grand nombre des cas, pour amener la saturation complète de l'économie par le principe minéral. Mais, comme on doit bien le penser, il y a certaines maladies anciennes et profondes qu'on ne peut raisonnablement espérer de guérir dans un espace de temps si court, et même qui exigent un traitement beaucoup plus long. Dans ces cas, qui sont malheureusement trop nombreux, on doit conseiller aux malades de prendre les eaux à faible dose ou même d'en suspendre l'usage pendant trois ou quatre jours, pour recommencer une seconde et quelquefois une troisième cure.

On obtiendrait certainement des guérisons plus nombreuses et plus durables, si les malades étaient moins impatients de partir. En effet, il en est bien peu qui consentent à rester au-delà des vingt-et-un jours rigoureusement nécessaires. On en voit même qui s'imaginent pouvoir retrancher quelques jours a la durée du traitement ordinaire, en se gorgeant d'eau minérale, et c'est avec beaucoup de peine qu'on parvient à leur faire comprendre que par cela seul que nos eaux exercent ou doivent exercer une action altérante, douce et modérée, celle-ci doit être soutenue pendant longtemps pour amener des résultats durables, et qu'on ne peut attendre d'une action vive, mais passagère.

Précautions hygiéniques.

Avant la cure. — A quelqu'époque qu'ils viennent à Vals, les malades ne doivent pas se dispenser d'apporter des vêtements d'hiver pour se garantir des fraîcheurs, des rosées quelquefois assez considérables pour exercer une fâcheuse influence surtout sur ceux qui, devenus plus susceptibles, plus impressionnables par l'usage des bains, ont à redouter la suppression de la transpiration. Il importe encore — ce qu'on oublie trop généralement — de se souvenir qu'il faut habituellement se vêtir convenablement afin de favoriser l'action perspiratoire que l'eau de nos fontaines exerce sur la peau, et qui doit donner à ce tissu cet état doux et halitueux que lui avaient fait perdre de longues et pénibles maladies

Il peut paraître puéril de recommander aux malades d'apporter de bonnes chaussures, un parapluie, un clyso-pompe, des seringues à injection, etc., et cependant tout cela est indispensable. Ici la minutie est presque un devoir.

Pendant la cure. — Se défier du surcroît d'appétit que donnent les eaux et l'air vif et pur de notre vallée, user de préférence d'aliments sains et de facile digestion ; éviter les fraîcheurs du soir, en adoptant pour cette partie de la journée des vêtements plus chauds ; se coucher de bonne heure, et se lever de grand matin ; éviter toute impression physique ou morale trop vive : prendre son bain le matin à jeûn, ou à trois heures après midi ; ne pas s'y mouiller les cheveux, ne pas y dormir, n'y prendre aucune nourriture, ne boire que la quantité d'eau prescrite par le médecin.

Après la cure. — Après avoir pris les eaux de Vals, les malades ne doivent pas oublier qu'il est indispensable de ne reprendre leurs occupations ordinaires, surtout si elles sont nombreuses et assujétissantes, qu'après qu'ils se seront reposés quelques jours, et qu'ils auront continué chez eux le régime adopté et suivi à Vals.

Des nouvelles sources de Vals.

Ces sources, autorisées par l'Etat, sont au nombre de cinq : la SAINT-JEAN, la DÉSIRÉE, la RIGOLETTE, la PRÉCIEUSE et la MADELEINE.

Nous allons étudier l'eau de ces diverses sources au point de vue thérapeutique, attendu qu'il résulte de l'observation d'un grand nombre de faits, recueillis avec la plus minutieuse exactitude, que ces eaux, bien que chimiquement identiques, ont entre elles des différences assez tranchées dans leurs applications aux diverses affections sous-diaphragmatiques qui exigent la médication alcaline.

De la Saint-Jean.

Aujourd'hui, c'est par l'eau de cette source que tous ou presque tous les malades doivent commencer leur traitement. Elle aura pour résultat de disposer leur estomac à mieux supporter l'eau des autres sources plus chargées en principes minéralisateurs et par cela même plus énergiques. Sous ce rapport, l'eau de la SAINT-JEAN est appelée à rendre à notre station thermale un service d'une importance d'autant plus grande que tous les auteurs qui ont écrit sur nos eaux, leur ont fait un crime de leur trop *forte* minéralisation.

L'eau de la SAINT-JEAN n'est pas seulement précieuse au point de vue médical, elle est encore une eau de *table* ou de *luxe* des plus salutaires et des plus agréables.

Parfaitement claire et limpide, cette eau est rafraîchissante et digestive ; elle fortifie l'estomac, ravive l'appétit, et se recommande par son goût agréable, sa saveur piquante et par son mélange au vin, aux liqueurs, aux sirops avec lesquels elle s'allie admirablement.

L'eau de la SAINT-JEAN est appelée à devenir la boisson habituelle des personnes aisées de nos départements méridionaux, car elle sert merveilleusement non-seulement à désaltérer, mais encore à exciter salutairement l'estomac, à provoquer l'appétit qui diminue ou disparait pendant les fortes chaleurs.

De la Rigolette.

L'eau de cette source s'est déjà montrée très avantageuse dans toutes les affections chloro-anémiques, dans lesquelles la nutrition et la circulation souffrent au point d'altérer profondément la constitution géné-

rale. Sous l'heureuse influence de sa double proprié-
té reconstituante par le fer, et par son action stimu-
lante sur les voies digestives, on voit de jeunes filles,
de jeunes femmes, à stature elevée, mais grêle, aux
traits effilés, aux yeux pleins de langueur, à la dé-
marche nonchalante; créatures frêles, délicates, d'une
impressionnabilité extrême, *portant, sur un front
pâle, le triple découronnement d'un tempérament
lymphatique, de la maigreur et du spleen*, renaître,
comme par enchantement, à la vie. Comment s'est
opéré ce miracle? C'est par la raison que chez ces
interessantes malades, l'estomac se trouvant genera-
lement sans force et sans énergie, a besoin d'un *coup
de fouet* qui réveille la vitalité endormie de cet organe
et la tire de cet état de *somnolence*, de *torpeur*, qui
n'est pas encore un véritable état pathologique irré-
médiable, mais qui peut le devenir. A mon avis, peu
d'eaux minérales en France sont plus aptes, que celle
de la RIGOLETTE, à donner ce *coup de fouet*. En effet,
en réveillant l'appétit, perdu ou oublié, en régula-
risant les digestions et en favorisant la nutrition, l'assimilation, le sang des chlorotiques, des anémiques,
devient plus riche, plus excitant : alors tous les trou-
bles fonctionnels, qui font cortège à ces affections
protéiformes, disparaissent par la raison que le sang
qui, par son appauvrissement, avait perdu sa pro-
priété de gouverner les nerfs *(sanguis gubernat ner-
vos)*, reprend son état normal.

L'eau de la RIGOLETTE a aussi manifesté son action
curative dans toutes les affections sous-diaphragmatiques, dans lesquelles la double médication *alcaline*
et *ferro-arsénicale* est indiquée. Je pense même
qu'elle devrait presque toujours, pour ne pas dire
toujours, être ordonnée concurremment avec l'eau de
la DOMINIQUE

L'emploi *commun* de l'eau de ces deux sources m'a déjà donné des résultats extrêmement favorables dans les circonstances très ordinaires dans lesquelles l'eau de la RIGOLETTE ne m'a pas paru assez énergique, et dans celles où l'eau de la DOMINIQUE l'est souvent trop.

L'eau de la RIGOLETTE, à peine connue, est incontestablement appelée à jouer, dans peu de temps, un grand rôle dans le traitement des affections qui, *comme cause ou comme effet, sont liées à un appauvrissement à une déglobulisation, à une déferrugination du sang.* Qui sait même si elle n'est pas destinée à remplacer deux sources — que je ne veux pas nommer — mais qui me paraissent singulièrement perdre dans leur débit, peut-être même dans leurs propriétés médicales. Que Dieu préserve notre station thermale de ce double malheur, de cette calamité !

De la Désirée.

Cette source a déjà fait espérer qu'elle pourrait remplacer avantageusement la CAMUSE, dont le débit a singulièrement diminué depuis quelques années.

C'est sourtout dans la constipation et dans la goutte que l'action thérapeutique de l'eau de la DÉSIRÉE s'est manifestée d'une manière toute particulière.

Constipation. — J'ai pu observer que la généralité des malades qui arrivent à Vals, atteints de constipations aussi pénibles qu'opiniâtres, se trouvent parfaitement de l'usage, à dose assez haute, de l'eau de cette source.

Il est donc aujourd'hui reconnu que l'eau de la DÉSIRÉE, à dose convenable, purge légèrement, sans secousse, sans colique, sans douleur, la grande majorité des malades qui en font usage huit ou dix jours

consécutifs, et qu'elle détruit les constipations qui ont
résisté, des années entières, aux médications les plus
energiques, les plus variées et les plus rationnelles.

A quoi attribuer l'effet purgatif qui se prononce généralement chez les malades qui font usage de cette
eau, à dose élevée ? Est-ce au bicarbonate de magné-
sie qu'elle contient à la dose d'un gramme par litre ?
evidemment non. Cette eau purgerait-elle par son pro-
pre *poids*, par *indigestion*, comme M. Fouet l'avait
constaté pour les eaux de Vichy ? Je serais tenté de
le penser, sans pouvoir cependant en fournir une
preuve péremptoire.

Chose singulière ! l'eau de la DÉSIRÉE qui triom-
phe de la constipation, combat aussi victorieusement
la diarrhée. Voici l'explication que donne M. James
de cette singularité :

« L'inertie qui frappe l'intestin n'affecte pas toujours,
au même degré, les diverses membranes de ce viscère.
Tantôt elle s'attaque spécialement à la muqueuse, d'où
résulte une sorte de laxité des vaisseaux, laquelle entraîne l'augmentation toute passive des sécrétions.
D'autres fois, au contraire, elle se porte plus directe-
ment sur la tunique musculaire dont la contracti-
lité se trouve diminuée ou même suspendue. Dans le
premier cas, il y a diarrhée, dans le second, constipation. Et, cependant, malgré la diversité des symptômes, l'un et l'autre état reconnaissent, comme point
de départ, l'atonie du conduit intestinal, et, par
suite, vous le verrez céder à la même médication. »

Que cette explication soit vraie ou erronnée, il n'en
est pas moins constant que l'eau de la DÉSIRÉE, har-
diment employée, guérit, ou peut guérir ces deux
états pathologiques. Les faits sont là, parlant plus
haut que les plus ingénieuses explications.

Goutte. — Nous n'avons pas, à Vals, la prétention

de guérir la goutte. Éloigner les accès, les amoindrir,
obtenir la diminution du gonflement, de la tention
des articulations, assouplir leur jeu, empêcher la
formation de nouvelles concretions, partant jeter un
peu de baume sur d'atroces souffrances, tels sont les
résultats incontestablement obtenus ; telle est aussi
la portée, non curative, mais franchement palliative
des eaux de la DÉSIRÉE dans le traitement d'une maladie qui constitue, à la longue, une des infirmités
les plus cruelles dont l'homme puisse être atteint. On
ne peut, on ne doit pas lui demander davantage.

Depuis bien longtemps le célèbre professeur Trousseau soutient *mordicus*, « qu'il n'existe pas dans le
monde une médication plus dangereuse que celle qui
consiste à ordonner aux goutteux les eaux si fortement
alcalines de Vals, de Vichy, de Carlsbad, etc »

Malgré la sentence d'excommunication fulminée par
M. Trousseau contre trois stations thermales où se
pressent, chaque année, grand nombre de goutteux,
qui sont loin de partager la manière de voir par trop
absolue de l'éminent professeur, j'engagerai les personnes atteintes de cette cruelle maladie, à se rendre
a Vals, pouvant leur promettre d'avance que si elles
veulent prendre nos eaux comme il convient de le
faire, elles n'auront qu'à s'applaudir de n'avoir pas
pris en considération l'anathème lancé, *ex cathedrâ*,
par le célèbre medecin de l'Hôtel-Dieu de Paris.

« Le fait de l'efficacité des *eaux alcalines*, contre
la goutte, a soulevé jadis des tempêtes. Il produisit
entre MM. Petit et Prunelie, une discussion longue,
ardente et également excessive : question de vie d'un
côté, de mort de l'autre. Et, ce qu'il y a de plus
singulier dans cette lutte, c'est que M. Petit, qui
promettait aux goutteux une guérison certaine, les
dirigeait de façon a les rendre plus malades : et que

M. Prunelle, en leur prédisant consciencieusement une
catastrophe (une attaque d'apoplexie, arrivait, sans
le croire, à les soulager. Ainsi nous trompe souvent
l'esprit de système. » (DAUMAS)

Pourquoi ? C'est que M. Petit permettait à ses malades de boire à outrance — cinq à dix litres par jour
— tandis que M. Prunelle ne donnait l'eau qu'à très
petites doses. Comme les eaux de Vichy, les eaux de
Vals ne guérissent pas la goutte, mais elles possèdent
contre cette affection une action salutaire, incontestable, quand on les administre, avec réserve, dans
des conditions favorables.

Voici ces conditions :

Il faut toujours envoyer les goutteux à Vals dans
l'intervalle des accès passés et futurs, jamais pendant
les accès eux-mêmes. Ceci ne souffre pas d'exception ;
il faut aussi qu'ils ne soient atteints d'aucune lésion
organique. Il importe donc de soumettre les goutteux
à un examen préalable, très attentif et très soigneux,
avant de les diriger vers notre établissement thermal.

J'ai pu observer que l'usage de nos eaux n'était salutaire ou favorable aux goutteux que pendant cinq à
six ans, passé cette époque, ils n'éprouvaient aucun
résultat avantageux, souvent même ils voyaient s'ag-
graver les symptômes de leur maladie.

Doit-on, ou plutôt peut-on employer les bains dans
le traitement thermal de la goutte ?

« Si la goutte chronique est franche, avec ou sans
manifestations douloureuses, si surtout l'état dyspep-
tique se montre ainsi que la gravelle, toutes les préférences seront données à la boisson et l'on accordera
qu'un rôle secondaire à l'usage externe de l'eau. Mais
si l'affaiblissement général est prononcé, si l'anémie
prédomine, et si les fonctions de la peau ou du système nerveux sont languissantes, il faut, sans négli-

ger la boisson, accorder une attention plus grande aux
pratiques hydrothérapiques. Les bains et les douches
sont les formes les plus convenables, et la préférence
à leur accorder à l'une ou à l'autre est décidée par la
prédominance de tel ou tel phénomène. En cette occu-
rence, plus qu'en tout autre peut-être, le meilleur
juge est le tact du médecin. » (ROUBAUD.)

En donnant à l'eau de la DÉSIRÉE une action spé-
ciale contre la goutte et contre la constipation, nous
n'avons pas prétendu dire qu'elle ne puisse être utile
que dans ces deux maladies. Loin de là, l'eau de
cette précieuse source peut être avantageusement employée dans toutes les affections contre lesquelles on
prescrit les eaux de la MARQUISE et de la CHLOÉ.
Dans beaucoup de cas il convient de consulter le goût
des malades qui ont souvent des préférences marquées
pour l'eau de l'une de ces trois sources, tandis qu'ils
trouvent mauvaise telle des deux autres.

Les goutteux, qui se trouvent bien de l'eau de la
DÉSIRÉE, feront prudemment d'en boire à domicile,
non pas *largement,* mais prudemment. Cette eau supporte bien le transport.

De la Précieuse.

En deux ans, l'eau de cette source a donné la cer-
titude qu'elle pouvait être très avantageusement employée dans la plupart des maladies dans lesquelles
on prescrit les eaux de la CHLOÉ et de la MARQUISE.
Il est donc, dès aujourd'hui, facile de prédire à cette
eau bienfaisante un prochain et brillant avenir.

Maladies des voies digestives. — La grande majorité
des malades qui se rendent à Vals viennent y chercher la guérison ou tout au moins l'amélioration des
maladies qu'on appelle *maladies de l'estomac.*

Aujourd'hui tous les praticiens savent qu'il n'est pas toujours facile de reconnaître, au premier abord, si un trouble fonctionnel des organes digestifs est dû à une maladie purement nerveuse, ou à une lésion de la membrane muqueuse elle-même. Il arrive souvent que ces deux états morbides existent simultanément et que leurs symptômes se confondent. Il est rare, en effet, qu'une névralgie qui trouble la digestion, vicie ses produits et modifie la sécrétion des sucs gastriques, n'entraîne pas à la longue, une altération des tissus, et qu'une phlegmasie chronique de la membrane muqueuse digestive ne provoque pas un trouble dans l'inervation. Mais, quelle que soit la nature, simple ou compliquée, de ces maladies si nombreuses et si variées de forme, d'origine et d'intensité, les eaux de la PRÉCIEUSE ont contre elles une remarquable efficacité.

Maladies de l'appareil biliaire. — Jusqu'ici les eaux de la MARQUISE de Vals jouissaient de la réputation, bien méritée, de guérir les affections du foie, tributaires des eaux alcalines. Il est, pour moi, probable que notre vieille MARQUISE aura trouvé dans la PRÉCIEUSE une rivale redoutable. Les faits, qui parlent toujours plus haut que les subtilités, nous apprendront, dans un prochain avenir, si je ne me suis pas trompé, et si la *douairiaire* des eaux de Vals conservera toujours sa couronne.

Maladies de l'appareil urinaire. — L'eau de la PRÉCIEUSE est-elle appelée à rivaliser avec celle de la MARQUISE dans le traitement de la gravelle ? Les faits seuls peuvent nous l'apprendre. Or, ils sont encore trop peu nombreux pour nous autoriser à répondre par l'affirmative. Toujours est-il que l'action thérapeutique de l'eau de cette source nous a déjà donné d'excellents résultats dans cette affection ; résultats qui nous font espérer un *vigoureux auxiliaire* dans le traitement d'une maladie aussi commune que cruelle.

L'eau de la PRÉCIEUSE s'est déjà montrée supérieure à celle des autres sources dans le traitement de toutes les affections qui intéressent les organes urinaires.

Maladies de l'appareil sexuel. — Il ne m'a pas encore été possible d'apprécier, d'une manière bien précise ni bien exacte, l'action thérapeutique de l'eau de la PRÉCIEUSE dans le traitement des maladies si nombreuses et si variées qui peuvent atteindre l'appareil génital, par la raison bien simple que le traitement de ces affections consiste plutôt en bains, douches, injections, qu'en boisson. Ce que je puis assurer, dès aujourd'hui, c'est que les personnes atteintes de ces affections aiment à boire l'eau bienfaisante de cette source, à cause de sa fraîcheur, de sa limpidité et de son goût agréable.

J'ai pu constater que, sous l'influence de cette eau, prise à dose sagement prescrite et scrupuleusement suivie, les femmes, dont la santé générale était visiblement altérée, ne tardaient pas à donner des signes non équivoques de cet état que l'immortel Bordeu appelait un *remontement général.*

L'eau de la PRÉCIEUSE a déjà fait ses preuves. Sa réputation ira toujours croissant sous la vive et énergique impulsion que M. Firmin Galimard va lui imprimer. Alors surtout qu'on aura élevé, sous l'intelligente direction de M. Jules François, ingénieur en chef des mines, pour les applications de la science de l'ingénieur à l'hydrologie médicale, un établissement thermal digne de l'admirable minéralisation de cette eau et de sa haute valeur thérapeutique

De la Madéleine 1.

De toutes les sources jaillissantes de Vals, la MADE-LEINE est la plus abondante, la plus alcaline, la plus gazeuse et la plus ferrugineuse, et participe également de celles de Spa et de Vichy. Aussi, peut-elle être employée dans un grand nombre de maladies sous-diaphragmatiques caractérisées par un état de faiblesse, de langueur ou d'atonie.

Sous la salutaire influence de l'eau de cette source, les digestions lentes, pénibles, difficiles, ne tardent pas à se régulariser, à devenir meilleures; les engorgements asthéniques des viscères abdominaux (foie, pancréas, rate, rein, uterus, vessie) éprouvent un changement favorable; les écoulements chroniques (diarrhée, hemorrhagies uterines passives, leucorrhée, pertes séminales, goutte militaire, etc.) sont profondément modifiés. Mais, c'est surtout dans les maladies générales (anémie, chlorose, chloro-anémie, cachexie paludéenne, dans les maladies diathésiques (goutte, scrofule) qu'elle possède une action puissante; action d'abord *excitante,* puis *résolutive* et enfin *reconstituante.*

L'eau de la nouvelle MADELEINE doit être préférée à celle de la MARQUISE dans tous les cas de gravelle urique où les voies digestives se trouvent profondément débilitées.

L'eau de la MADELEINE sera avantageusement employée dans la goutte *molle;* alors surtout que les organes digestifs, par suite d'un régime trop succulent ou trop abondant, sont dans un état de langueur et de

(1) Autrefois, Vals possédait une source qu'on appelait la MADE-LEINE. Cette source baptisée du nom de celle qui fut de ses yeux deux fontaines de pénitence pour enarroser les pieds du divin Sauveur, (le labre) a cessé de couler depuis un demi-siècle

faiblesse qui caractérise ces phénomènes morbides que Prunelle appelait *jetées goutteuses*.

L'eau de la MADELEINE a aussi manifesté son action dans le diabète sucré; alors que les diabétiques se trouvent dans cet état de faiblesse, de langueur qui rend leur marche lente et sans vigueur. J'ai vu, cette année, deux diabétiques grandement soulagés par l'eau de cette source en boisson et en frictions. Sous son influence, je pus constater une diminution des deux tiers de la quantité du sucre, et signaler un changement heureux dans la régularité des fonctions digestives, signe évident d'une meilleure assimilation.

Enfin, l'eau de la MADELEINE est salutaire dans les diarrhées séreuses et dans les constipations qui sont liées à un état de faiblesse et d'atonie des gros intestins

De la Dominique.

L'eau de la DOMINIQUE, à cause de son principe ferro arsénical, est, depuis plus de deux siècles, spécialement recommandée dans le traitement des fièvres intermittentes de tous les types et principalement dans les *tierces* et les *quartes* qui ont résisté aux préparations quiniques. Elle rend aussi les services les plus signalés dans les affections chloro-anémiques, les cachexies paludéennes, dans le scorbut et dans les hémorrhagies passives.

C'est, à n'en pas douter, à l'arséniate de fer que cette eau doit ses propriétés antipériodiques, analeptiques, toniques et reconstituantes.

Pour tous les médecins, le fer est aujourd'hui la *panacée* des maladies que nous venons d'énumérer, et auxquelles nous ajouterons les engorgements du foie et de la rate, consécutifs aux fièvres paludéennes.

Chez les febricitants, les chlorotiques, les anémiques, en effet, le sang manque de fer; il est donc rationnel de chercher à rendre à ce fluide le principe dont il n'est pas suffisamment pourvu.

On reproche à l'eau de la DOMINIQUE de n'être pas assez ferrugineuse. J'ai compris la portée de ce reproche, et me suis enfin décidé à la concentrer au moyen de *l'évaporisation* D'ailleurs la petite quantité de fer et d'arséniate de soude que contient l'eau de cette source, est, selon moi, une des principales causes de son efficacité. En effet, ces deux principes, plus facilement accueillis par l'estomac, peuvent passer sans trouble dans le torrent de la circulation et exercer une action tonique et reconstituante d'autant plus profonde qu'elle peut être longtemps soutenue par les organes.

L'eau de la DOMINIQUE, qui est sans analogie en Europe, est la plus arsénicale des eaux minérales connues.

M. Thénard (1) assure que le sel arsénical communique aux eaux une action puissante, héroïque sur l'économie. Cette action n'est pas la même dans toutes les eaux. Au Mont-Dore, elle s'exerce dans les affections pulmonaires ; à Vals, contre les fièvres périodiques rebelles, le scorbut, les cachexies paludéennes, les affections chloro - anémiques, les engorgements du foie, de la rate, etc.

Aucune préparation pharmaceutique ne peut être comparée à l'eau concentrée de la DOMINIQUE, quand il s'agit de relever la vitalité des organes tombés depuis longtemps, par suite de longues et graves maladies des organes digestifs, dans cet état d'atonie, de cachexie si difficile à vaincre par les moyens or-

(1) C'est a ce chimiste distingué qu'est due la découverte de l'arsenic dans les eaux minérales.

dinaires ; aucune préparation ferrugineuse pharmaceutique n'est plus apte qu'elle a être absorbée : l'expérience et l'observation sont là pour l'affirmer d'une
manière positive.

Les bons effets de l'*eau concentrée* de la DOMINIQUE
dans les hémorrhagies et les hydropisies astheniques,
dependent probablement de leur action tonique et
astringente, action qui, en activant les fonctions
de l'estomac, excite les contractions musculaires des
intestins et favorise ainsi la circulation veineuse,
abdominale, et, par suite, l'absorption generale,
l'assimilation et la nutrition.

Sous l'influence de l'*eau ferro-arsénicale concentrée* de la DOMINIQUE, j'ai vu bien des chlorotiques,
des anemiques, des scorbutiques, des febricitants,
qui semblaient devorés par une *fièvre lente*, renaître
comme par enchantement à la vie.

On le voit, l'*eau concentrée* de la DOMINIQUE doit
ètre classée, en premiere ligne, parmi les preparations
ferrugineuses dont l'efficacite est incontestable et in-
contestee. Elle a sur ses rivales l'avantage inappréciable d'être une eau *amie* de l'estomac

MODE D'ADMINISTRATION.

L'*eau concentrée* de la DOMINIQUE peut être em-
ployce, a domicile, de trois manières : 1° en boisson :
2° en lavement ; 3° en friction

En boisson. — L'*eau concentrée* doit se prendre a
dose de 250 grammes par jour. On la prend par quart
de verre, le matin à jean, de quart d'heure en quart
d'heure

En lavement. — C'est un moyen auquel il faut
avoir recours quand l'estomac des malades eprouve,
ch se assez rare, une véritable intolérance pour

l'eau concentrée. La dose est d'un quart de litre par lavement.

En friction. — Ce moyen est, quoiqu'on en dise, d'une grande efficacité. En effet, qu'on reflechisse un instant au rôle important que joue la peau dans les affections qui nous occupent. La peau, chez tous ces malades, n'est-elle pas constamment pâle, flasque, froide et comme inanimée? Que l'on songe, de quelle importance il est pour la santé que cette large surface remplisse ses fonctions convenablement, et l'on comprendra quelle puissante modification on peut produire avec des frictions toniques, stimulantes, pratiquées soir et matin sur tout le corps.

CONCLUSION

Sous l'influence de ces trois moyens employés, soit isolement, soit simultanement, mais avec constance, energie et persévérance, les malades dont il est ici question, ne tardent pas à se sentir plus alertes, plus vifs, plus gais, plus forts; leur appétit, perdu ou oublié, renait, leur teint se colore, l'embonpoint se prononce, et alors une renovation complete s'opère dans l'economie avec une facilite et une promptitude qui tient du merveilleux.

Le médecin ordinaire ne doit jamais oublier que le mouvement, le grand air, le soleil et l'espace, une bonne et solide nourriture, d'agréables et paisibles distractions secondent merveilleusement la médication *ferro-arsénicale.* Il doit donc largement user de ces moyens accessoires, dont tous les médecins hydrologues ont reconnu et signalé l'utilité.

Je possède, au point de vue du traitement de plusieurs maladies par l'usage de notre eau *ferro-arsénicale,* quelques faits, peu nombreux a la vérité, mais si surprenants, si en dehors de l'ordinaire, du *connu*, que je ne me déciderai à les livrer à la publicité que lorsque par leur nombre, par leur authenticité, ils pourront porter dans l'esprit de mes confrères la conviction qui existe déjà dans le mien, tant je crains de provoquer sur la physionomie de quelques médecins ce que Montaigne appelait un *léger ply de Gascogne.*

Un poëte a cependant dit :

Croire tout découvert est une erreur profonde :
C'est prendre l'horizon pour les bornes du monde.

Pourra-t-on employer l'eau de la DOMINIQUE comme *antipériodique* dans certaines névralgies intermittentes, comme un *moyen puissant* contre certaines maladies de la peau : lichen, eczéma, teigne furfurace, syphilis, cancer, etc.? Je le pense, sans oser l'assurer.

Entre la composition chimique et l'effet medicamenteux, n'existe-t-il pas une corrélation etroite et directe? A bien des esprits le doute, ce *doux oreiller* de Montaigne, offre un attrait irresistible. « *L'incrédulité d'ailleurs est un rôle si facile. Chercher est pénible, regarder attentivement fatigue les yeux ; mais à l'esprit sérieux et réfléchi, l'étude enseigne la foi.* »

Les eaux de Vals sources de la PRÉCIEUSE, DÉSIRÉE, RIGOLETTE, SAINT-JEAN et MADELEINE), se trouvent dans toutes les villes de France, chez les principaux pharmaciens, notamment dans les villes ci-après :

AIX.	ARLES.	BÉZIERS.
ALAIS.	ARRAS.	BORDEAUX.
AMIENS.	AVIGNON	BOULOGNE.
ANGERS.	BELLEY.	BOURG.
ANTIBES.	BESANÇON	BREST

CAEN.
CAMBRAI.
CARCASSONNE.
CARPENTRAS.
CASTRES.
CHALONS Marne.
CHERBOURG.
DIE.
DIGNE.
DIJON.
DOUAI.
DRAGUIGNAN.
DUNKERQUE.
GAP.
GIVORS.
GRASSE.
GRENOBLE.
LARGENTIÈRE.
LA TOUR-du-PIN.
LE HAVRE.
LE MANS.
LE VIGAN.
LILLE.
LIMOGES.
LODÈVE.
LORIENT.
LYON.

MACON.
MARSEILLE.
METZ.
MONTAUBAN.
MONTBRISON.
MONTÉLIMAR.
MONTPELLIER.
MULHOUSE.
NANCY.
NANTES.
NARBONNE.
NICE.
NIMES.
NYONS.
ORANGE.
ORLÉANS
PARIS.
PAU.
PÉRIGUEUX.
PERPIGNAN.
POITIERS.
PRIVAS.
REIMS.
RENNES.
RIVE-DE-GIER.
ROANNE.
RODEZ.

ROMANS.
ROUEN.
SAINT-CHAMON.
SAINT-ETIENNE.
St-MARCELLIN.
SAINT-PONS.
St-QUENTIN.
STRASBOURG.
TAIN.
TARBES.
TOULON.
TOULOUSE.
TOURNON.
TOURS.
TRÉVOUX.
TROYES.
UZÈS.
VALENCE.
VALENCIENNES
VERSAILLES.
VIENNE.
VILLEFRANCHE
(Aveyron).
VILLEFRANCHE
sur-Saône.

etc., etc.

Etranger.

LONDRES, GALLOIS, *Mesgaret street*
RIO JANEIRO, TORNAGHI et GADET.
LIVOURNE, BOISIVANT, BACCONI.
ALGER, MENDIS.
GÊNES, TORNAGHI

Le prix de la caisse de cinquante bouteilles, rendue en gare d'expédition, est de 30 francs.

Le prix du transport d'une caisse à la charge du destinataire peut se calculer suivant les distances; il est à environ 75 centimes par cent kilomètres.

Afin d'éviter les frais de retour d'argent, envoyer un mandat sur la poste a l'ordre du directeur de la société générale des eaux de Vals (Ardèche).

VÉRITABLES

PASTILLES DIGESTIVES

Aux sels naturels extraits des sources

DE VALS

1 2 boite 75 grammes... 1 fr.

boite 175 — ... 2

boite 500 — ... 5

Ces pastilles sont agréables au goût. C'est un adjuvant très efficace dans toutes les affections qui sont traitées par l'usage des eaux de la Saint-Jean, Précieuse, Désirée, Rigolette et Madeleine de Vals.

On peut se les procurer chez les pharmaciens ci-dessus designés.

Eaux transportées.

Sans être un remède souverain, nos eaux n'en constituent pas moins un des plus puissants moyens de la thérapeutique, celui auquel on s'adresse en dernier ressort, alors que bien d'autres agents ont échoué. Malheureusement, ce mode de traitement n'est pas à la portée de toutes les fortunes et de toutes les positions. Pour une raison qu lconque, bien de malades ne peuvent se déplacer, abandonner leurs occupations pour venir boire nos eaux à la source. D'ailleurs, la médication hydro - minérale ne peut être mise en usage, *sur place*, que pendant quatre mois de l'année, attendu que, notre établissement thermal, comme la généralité des établissements thermaux, est fermé pendant ce long espace de temps.

Sans nul doute, il serait préférable de boire l'eau minérale à la source même, parce qu'elle contient alors plusieurs principes qui peuvent se dégager en partie par le transport. Cependant, je réclame une certaine faveur pour nos eaux, faveur qu'on ne leur refusera pas quand elles seront mieux appré iees et mieux connues. En effet, aucune eau minérale, que je sâche, ne supporte mieux le transport et ne se conserve pendant plus longtemps, sans altération notable, que l'eau de Vals. Cela tient, je pense, au gaz acide carbonique dont elle est surabondamment chargée.

Aujourd'hui, plus que jamais, l'eau minérale de Vals pourra être employée à *domicile*, par la raison que l'administration de la *société générale des eaux de Vals*, prendra désormais toutes les précautions nécessaires pour que l'eau, puisée à la source même dans des bouteilles d'un litre, immédiatement bouchées et capsulées, soient expédiées dans les meilleures conditions posssibles.

L'expérience et l'observation ont prouvé que nos eaux pouvaient traverser les mers (1) et être conservées plusieurs années de suite dans tous les climats de L'Europe.

Les bouteilles contenant l'eau de Vals, doivent être tenues dans une cave fraîche, également à l'abri des grands froids et des fortes chaleurs.

Il serait réellement malheureux de laisser souffrir, pendant huit mois entiers, des dyspeptiques, des graveleux, des goutteux, des chorotiques, des cachectiques, des febricitants, etc., quand on peut employer un moyen de les soulager, de les guérir même, en leur faisant boire une eau des plus agréables.

Généralités.

Les eaux de Vals, avons-nous dit, sont supérieures a celles de Vichy au double point de vue de leur composition chimique et de leurs propriétés médicales. Cette affirmation, je le reconnais, a besoin d'être pleinement justifiée, pour n'être pas taxée de paradoxale par la majorité des praticiens habitués depuis longtemps à entendre dire que les eaux de Vichy sont le *prototype* des eaux alcalines.

Le tableau suivant rendra évidente à tous les yeux la supériorité de nos eaux au point de vue de leur composition chimique.

(1) On en a expédié à Shanghay (Chine) où elles sont arrivées en parfait état de conservation.

Désignation des localités..	VALS				VICHY			
Dénomination des sources .	St-Jean.	Précieuse	Désirée.	Rig lette	Grande Grille	Puits Chomel	Puits Carré.	Lucas.
Acide carbonique libre....	0.425	2.218	2.145	2.095	0.908	0.768	0.876	1.751
Bicarbonate de soude.....	1.480	5.910	6.040	5.8 0	4.883	5.091	4.893	5.004
— de potasse....	0.040	0.230	0.263	0.263	0.352	0.371	0.378	0.282
— de chaux.....	0.310	0.630	0.571	0.259	0.434	0.427	0.421	0.545
— de magnésie..	0.120	0.750	0.900		0.303	0.338	0.335	0.275
— de manganèse	traces	traces	traces	traces	traces	traces	traces	traces
— de fer.......	0.006	0.010	0.010	0.024	0.004	0.004	0.004	0.004
— de lithine....	indiqué	indiqué	indiqué	indiqué				
Chlorure de sodium......	0.060	1.080	1.100	1.200	0.534	0.534	0.534	0.518
Sulfate de soude et de chaux	0.054	0.185	1.200	0.220	0.294	0.291	0.291	0.291
Silicate et silice........	0.070	0.060	0.058	0.060	0.070	0.070	0.068	0.050
Alumine, phosphate ter...	0.011				0.130	0.070	0.028	0.070
Iodure alcalin...........	indice	indice	indice	traces	traces	traces	traces	traces
Arsenic ou arséniate......	sensible	indice	indice	traces	0.002	0.002	0.002	0.002
Matière organique........	peu	peu	peu	peu	traces	traces	traces	traces
Totaux.......	2.151	8.885	9.142	7.826	7.914	7.939	7.833	8.797

On le voit, nos sources sont nombreuses, puissantes et riches; leurs principes minéralisateurs, identiques au fond, varient néanmoins pour chacune d'elles.

Nulle part, que je sache, on ne trouve autant de ressources qu'a Vals pour varier le traitement et l'accommoder à toutes les nuances de tempéraments et de maladies, avantage inappréciable qui permet au médecin qui a fait une étude approfondie de l'action de nos eaux de produire, en les combinant savamment, depuis l'effet hygiénique le moins prononcé jusqu'au résultat médicamenteux le plus énergique.

Au point de vue thérapeutique. Les eaux de Vals sont supérieures à celles de Vichy : 1o dans les maladies des voies digestives, soit que ces maladies se trouvent sous l'influence d'une affection purement nerveuse, ou d'une lesion de la membrane muqueuse elle-même. En effet, dans toutes les dyspepsies — il faut excepter la dyspepsie acide, — dans les gastralgies, les gastrites chroniques, etc., on ne doit employer, de l'avis unanime des hydrologues, que l'eau des sources les moins minéralisées pour ne pas imposer, aux *estomacs souffrants* . un travail qu'ils ne pourraient pas supporter. C'est ici que M. Durand-Fardel a raison de dire : « *Il ne manque qu'une seule chose à Vichy, ce sont les sources faiblement minéralis'es.* »

Or, nous possédons à Vals une source moitié moins minéralisée que la moins minéralisee de Vichy, la SAINT-JEAN ; nous pouvons donc traiter à Vals les malades que les médecins de Vichy sont obligés de diriger sur les stations de Pougues et de Saint-Alban ; nous sommes même en droit de réclamer pour notre station thermale les gastralgiques, les gastrités, les cachectiques qui ne se trouvent pas mieux des eaux de Saint-Alban et de Pougues que de celles de Vichy.

Nous nous attendons à trouver des contradicteurs. On nous attaquera. Nous répondrons avec Voltaire : « La vérité a des droits imperscriptibles ; comme il est toujours temps de la découvrir, il n'est jamais hors de saison de la défendre. » Malgré notre insuffisance nous la défendrons. C'est notre droit et notre devoir. Nous n'y faillirons pas.

Nos eaux sont encore supérieures à celles de Vichy dans les affections du foie : hépatite chronique, engorgements, calculs bilaires, polycholie, oligocholie, etc. ici en effet, il faut des eaux chargées en bicarbonate de soude et franchement carboniques. Un coup d'œil jeté sur le tableau comparatif suffira pour donner une idée de l'avantage marqué que nos sources ont sur celles de Vichy.

Les eaux de Vals sont souveraines dans le traitement de la gravelle urique. Quoiqu'en dise, et puisse en dire M. Durand-Fardel, elles sont supérieures à celles de Vichy dans le traitement de cette affection diathésique, précisément a cause de leur *forte minéralisation*.

Mais là où les Eaux de Vals sont *infiniment* supérieures à celles de Vichy, c'est dans toutes les affections qui sont sous la dépendance d'un *appauvrissement*, d'une *déglobulisation*, d'une *déferrugination* du sang.

En effet, sous l'influence de nos eaux ferro-manganiques et ferro-arsénicales, on voit des chlorotiques, des fébricitants renaître, comme par enchantement, à la vie. Ceci n'est pas une assertion vague, hasardée, et, comme on le dit à *effet ;* c'est le résultat pratique d'études longues, sérieuses ayant pour base l'observation et l'expérience, ces deux pierres fondamentales de la véritable médecine.

En résumé, nous traitons à Vals, avec un égal

succès, toutes les maladies qu'on traite à Vichy, et avec un avantage beaucoup plus prononcé les affections gastro-intestinales, hépatiques, rénales, chloro-anémiques, diabétiques, albuminuriques et paludéennes.

Encore un mot sur Vals.

> On trouve à Vals
> le repos et la santé.

Un professeur agrégé de la faculté de médecine de Montpellier, dont l'estime et la confiance m'honorent autant qu'elle me flattent, dans un article inséré dans la *Revue des Eaux* et dans le *Monde thermal* signale, dans une boutade plus spirituelle que vraie, les nombreux *desiderata* sur lesquels je ne cesse, depuis quinze ans, d'appeler l'attention des habitants de Vals.

Vals, avons-nous dit souvent, est admirablement situé à l'entrée d'une vallée fertile. Mais, en déhors de cette luxuriante nature, de cette nature sans rivale, l'étranger ne trouve ici qu'une petite ville sans plaisirs, et vienne un jour de bise ou de pluie, le voilà qui s'ennuie et s'en va. Ceci est vrai, profondément vrai. Et quand je pense que Vals, délicieusement situé sur les rives enchanteresses de la Volane, réunit, de l'avis unanime des baigneurs, toutes les conditions favorables pour faire de ce coin de terre privilégiée un féerique séjour, je me suis souvent demandé si nous n'étions pas grandement coupables de nous endormir dans une aussi pitoyable inaction. C'était pénible à dire, dur à entendre ; mais c'était malheureusement vrai.

Ces plaintes, ces *doléances* déplurent à ceux qui

trouvent que *tout est bien dans le meilleur des mon-
des possibles*; mais elles éveillèrent dans la partie
intelligente de notre population un sympathique écho,
qui méla sa voix à la nôtre pour pousser vers la route
que nous trace l'intérêt du pays.

Depuis cette époque quelques améliorations ont
été faites; cela est incontestable. On a restaure le
vaste et bel hôtel de *l'Europe*; l'hôtel du *Louvre*
s'est agrandi de plusieurs chambres et d'une vaste
salle à manger; on a créé, de toutes pièces, l'hôtel
du *Parc*; on est en voie d'ouvrir l'hôtel *Suchon*;
plusieurs hôtels de second ordre se sont eleves et sont
appelés à rendre de grands services; on a meublé,
plus ou moins confortablement, plus de cent chambres; on a considérablement agrandi l'etablissement
thermal; jeté un pont élégant sur la Volane; rendu
plus aisés les abords des fontaines; créé quelques
nouvelles promenades. Enfin, on a construit un beau
pont sur le Voultour, élargi l'entrée de Vals : mais
tout cela est bien peu de chose, si on le compare à
ce qui nous reste à faire; aussi ne cesserons nous de
crier à l'œuvre. Je poursuivrai ma tâche au risque de
me faire de nouveaux ennemis; et, quand mes ré-
clamations auront ete entendues, quand le nombre
des baigneurs, qui a déja doublé, aura triple, qua-
druplé, je serai heureux d'avoir été utile; et tous,
nous aurons à nous applaudir des resultats obtenus.
Alors, seulement alors, les baigneurs nous quitteront
avec regret et reviendront avec plaisir.

Il ne faudrait pas cependant conclure de ce que je
viens de dire que notre petite ville n'offre aucune distraction aux nombreux visiteurs qui nous arrivent de
toutes les parties de la France. L'hôtel de l'*Europe*,
comme ceux du *Louvre* et du *Parc* ont un salon où
se trouve un piano, un cercle où l'on peut, *sans frais*

lire les journaux du jour et plusieurs feuilles litterai-
res, un jardin où les dames se réunissent pour causer,
pendant que les messieurs se réunissent aux cafés des
hôtels pour faire une partie de billard, d'ombre, de
whist, de piquet, d'écarté etc.

Comme distraction morale, la promenade, soit à
pied soit en voiture, est fort usitée à Vals. Pendant la
promenade en commun, l'âme est distraite en ses rêveries par la causerie, tantôt enjouée, tantôt sérieu-
se, ou par le spectacle d'un site gracieux et charmant,
ou par la vue de quelque ruine historique ou de quelque souvenir du passé.

« On ne rencontre pas à Vals, il est vrai, les plaisirs anxieux et factices des thermes de l'Allemagne,
mais on y goûte les douces émotions d'une vie heureuse sans passion, élégante sans faste, intime sans
familiarités; c'est la vie de famille avec toutes les
convenances du monde, avec toutes les délicatesses
d'une bonne éducation. (ROUBAUD.)

Aussi dirons-nous à ceux qui depuis longtemps sont
pliés à toutes les exigences du luxe et à toutes les mol-
lesses de la civilisation, allez à Ems, à Bade, à Hom-
bourg, etc. Là vous trouverez toutes les habitudes des
grandes cités. Mais à ceux qui, froissés par le contact
des hommes et des choses, ont besoin de calme et d'ou-
bli, nous dirons : Venez à Vals vous retremper à l'air
vivifiant et pur qu'on respire dans notre délicieuse
vallée si pittoresque et si peu connue ; venez boire
nos eaux là où les sources les versent « qui sait si le
mal de l'esprit, si la souffrance de l'âme ne céderont
pas en même temps que le mal du corps, que la douleur de vos organes. » (NIÈPCE.)

Dr TOURRETTE.
Domicile : **HOTEL DU PARC.**

243 Aubenas, impr. Escudier

Publications du même auteur.

1o Guide pratique des malades aux eaux de Vals,
grand in-8o de 152 pages, comprenant l'examen des
propriétés médicales des eaux, leur mode d'action,
l'étude des maladies qui s'y rattachent, l'hygiène et
le régime a suivre pendant et après le traitement :
ouvrage indispensable aux baigneurs. . . . 1 50

2o Des dyspepsies : grand in-8o de 48 pages . » 60

3o De la Gastralgie,   id.   id.   . » 60

4o De l'Hypocondrie,   id.   id.   . » 60

5o De la Gastrite,   id.   de 16 pages. » 25

VALS ET SES ENVIRONS :

6o Canton d'Aubenas, in-18 de 256 pages. . 1 50

7o Canton d'Antraigues, in-16 de 152 pages 1 »

8o Canton de Montpezat, in-16 de 180 pages 1 »

Ces trois petits volumes sont indispensables aux
étrangers qui, en venant aux eaux, se proposent de
faire des excursions dans les environs de Vals.

Ces divers opuscules seront envoyés *franco* à toute
personne qui m'en fera la demande par *lettre affran-
chie*, en ajoutant à cette demande le prix côté ci-dessus en un mandat sur la poste ou en timbres-poste

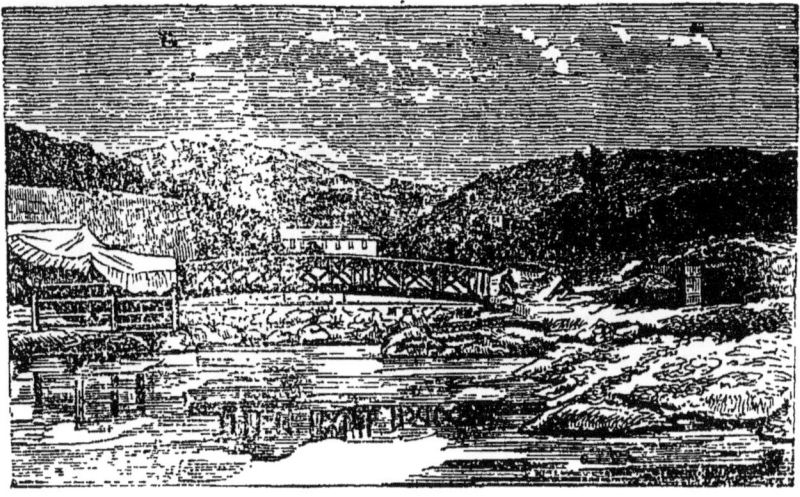

Etablissement thermal de Vals.

www.ingramcontent.com/pod-product-compliance
Lightning Source LLC
Chambersburg PA
CBHW060513210326
41520CB00015B/4212